ÉTUDE THÉORIQUE & PRATIQUE

SUR

LE POUMON

SES FONCTIONS & SES MALADIES

GUÉRISON CLINIQUE DE LA TUBERCULOSE PULMONAIRE

Par le Docteur HECTOR GRASSET

(de Nogent-sur-Marne)

LICENCIÉ ÈS-SCIENCES PHYSIQUES
ANCIEN INTERNE PR. DES HOPITAUX DE PARIS
ANCIEN PRÉPARATEUR D'HISTOLOGIE PATHOLOGIQUE ET BACTÉRIOLOGIE
A L'HOTEL-DIEU
LAURÉAT DE LA FACULTÉ DE MÉDECINE
MEMBRE DE LA SOCIÉTÉ DE MÉDECINE DE PARIS

MÉMOIRE PRÉSENTÉ

A l'Académie des Sciences, l'Académie de Médecine, la Société de Médecine de Paris

MAI-JUIN 1897

PARIS

Imprimerie J.-F. DOSMOND

147, Rue du Temple, 147

—

1897

TRAVAUX DU MÊME AUTEUR

I. Etude d'un champignon pyogène, parasite de l'homme.
Archives de Méd. expérimentale et d'anatomie pathologique.
Septembre 1893.

II. Sur l'action physiologique de l'eau oxygénée.
Société de Biologie, 1893.

III. Le parasitisme dans le cancer.
Gazette des Hôpitaux, 1894.

IV. Etudes sur le muguet (Médaille de bronze de la Faculté de Médecine).
Société d'Editions scientifiques. Paris, 1894.

V. Conférence sur les rayons X.
Photo-Journal, 1896.

VI. Conférence sur les rayons électriques.
Photo-Journal, 1896.

VII. Les fièvres gastro-intestinales de la seconde enfance.
Gazette des Hôpitaux, 1896.

VIII. Intoxication iodoformique a susceptibilité individuelle croissante.
Société de Médecine de Paris, 1897.

IX. Asymbolie transitoire d'auto-intoxication.
Société de Médecine de Paris, 1897.

ÉTUDE THÉORIQUE & PRATIQUE

SUR

LE POUMON

SES FONCTIONS & SES MALADIES

GUÉRISON CLINIQUE DE LA TUBERCULOSE PULMONAIRE

Par le Docteur HECTOR GRASSET

(de Nogent-sur-Marne)

LICENCIÉ ÈS-SCIENCES PHYSIQUES
ANCIEN INTERNE PR. DES HOPITAUX DE PARIS
ANCIEN PRÉPARATEUR D'HISTOLOGIE PATHOLOGIQUE ET BACTÉRIOLOGIE
A L'HOTEL-DIEU
LAURÉAT DE LA FACULTÉ DE MÉDECINE
MEMBRE DE LA SOCIÉTÉ DE MÉDECINE DE PARIS

MÉMOIRE PRÉSENTÉ

A l'Académie des Sciences, l'Académie de Médecine, la Société de Médecine de Paris

MAI-JUIN 1897

PARIS
Imprimerie J.-F. DOSMOND
147, Rue du Temple, 147

—

1897

ÉTUDE THÉORIQUE & PRATIQUE

SUR

LE POUMON

SES FONCTIONS ET SES MALADIES

Monsieur et très honoré Confrère,

J'ai l'honneur de vous adresser ce petit travail qui conduit à une méthode toute féconde de thérapeutique pulmonaire. Quelles que soient les idées qui m'ont amené à ce traitement, il y a des faits à envisager, tellement remarquables, qu'ils m'ont étonné moi-même lorsque je les ai observés ; les malades eux-mêmes sont surpris des résultats obtenus, alors que tous les autres moyens ont été plus ou moins inefficaces. Je crois que dans un but humanitaire, il faut propager cette méthode si simple et exempte de tout danger. Si vous l'employez, vous verrez les affections broncho-pulmonaires aiguës s'améliorer rapidement et guérir en un laps de temps minime, depuis les rhumes tenaces et intenses jusqu'aux bronchites capillaires infectieuses. Les bronchites chroniques résistantes guérissent en 15 jours à un mois ; dans la tuberculose pulmonaire chronique, le mal est rapidement limité, la destruction ne progresse plus, l'état général se relève et permet d'atteindre la guérison.

Je vous serais bien obligé de me communiquer vos observations à cet égard, pour nombrer et entraîner les récalcitrants aux nouveautés thérapeutiques. Je me tiens à votre disposition pour tous les renseignements que vous voudrez bien me demander.

Recevez l'assurance de mes meilleurs sentiments,

Dʳ H. Grasset.

ÉTUDE THÉORIQUE ET PRATIQUE

SUR

LE POUMON

SES FONCTIONS ET SES MALADIES

LA TUBERCULOSE PULMONAIRE ET SA GUÉRISON CLINIQUE

PAR LE DOCTEUR H. GRASSET (de Nogent-sur-Marne)

Afin de montrer l'originalité et l'indépendance de ma méthode, je dois auparavant entrer dans quelques considérations sur une théorie histogénétique à laquelle je travaille depuis plusieurs années. Ces quelques lignes sont indispensables, car simultanément à mes recherches, on vient de publier des essais empiriques sur l'opothérapie pulmonaire d'une part, et sur l'extraction des produits cellulaires et microbiens d'autre part. En Allemagne, *Büchner* et *Koch* bataillent pour la priorité de la découverte du procédé d'extraction par trituration mécanique ; il est bon de rappeler que ces messieurs se sont emparés d'une méthode que M. Béchamp a décrite depuis longtemps (v. microzymas), en partant justement des cellules de la levure de bière, comme l'a fait Büchner, et dont il a développé les conséquences physiologiques ; ce n'est pas la première fois que les Allemands accaparent en les transformant légèrement, les travaux de ce savant ou de ses élèves et se posent comme novateurs.

Je tiens à le déclarer hautement, ce sont les idées de M. Béchamp, que je n'ai pas l'honneur de connaître particulièrement et dont je n'ai pas été l'élève, qui ont été le point de départ des miennes. Ce savant a montré que la cellule est formée d'unités vitales d'un ordre inférieur, confondues généralement sous le nom de granulations amorphes et qu'il appelle *microzymas* ; ces éléments ont une vie propre, indépendante, et c'est en eux qu'est concentrée toute l'activité chimique de la cellule, ils agissent au moyen de ferments solubles, les *zymases,* qu'ils fabriquent.

Maggi, en 1878, admettait que les cellules diverses sont formées de plastidules individualisées, puis associées, de la disposition et de la forme desquelles dépendent les différentes phases d'activité de la cellule.

Arnott, en 1881, émet une idée de la théorie granulaire du protaplasma, mais c'est surtout un auteur français, M. *H. Martin,* qui, en 1882, sous l'influence des idées de M. Béchamp, dont il avait été l'élève, développa la théorie et en indiqua les conséquences histo-physiologiques; pour lui, la différenciation et la sériation granulaire sont en rapport avec l'activité physiologique du tissu.

A partir de 1886, un auteur allemand, *Altmann,* dans une série de travaux, s'empare des idées de H. Martin, sans seulement le citer, mais en les transformant légèrement. D'après des méthodes spéciales de fixation et de coloration, il admet que les granulations ou bioblastes sont les éléments vraiment vivants du protoplasma, et que les parties qui n'en possèdent pas ne sont point vivantes; les bioblastes sont des unités indépendantes susceptibles de vivre et de se multiplier par division. Ses procédés le conduisent à admettre que les grains de pigment forment la partie active, ce qui est contraire à toutes les données physiologiques, de sorte qu'il donne le coup mortel à la théorie granulaire en confondant les granulations vivantes et leurs produits.

En 1891, *Zimmermann* étend aux végétaux les théories d'Altmann.

En 1891, les frères *Zoja* reprennent les idées de Maggi, mais restent un peu indécis au sujet du rôle des granulations. Enfin, en 1893, le professeur *Sappey,* dans son traité d'anatomie générale qui semble avoir été oublié par le monde savant et par ses biographes et qui renferme cependant des faits extrêmement importants sur la constitution des tissus, rapproche les granulations cellulaires des leucytes bien connus en anatomie végétale et prouve que les fibres diverses ne sont que des associations de leucytes. Ces organites vivent, croissent et se multiplient par division.

De mon côté, me basant sur les travaux publiés sur les cellules et sur de nombreuses observations et expériences histo-chimiques personnelles, je suis arrivé à une théorie que je me propose de développer amplement ultérieurement, et dont je vais indiquer sommairement les bases.

Les cellules et certains de leurs produits de différenciation qui forment les tissus, sont composés de granulations vivantes, indépendantes, se reproduisant par division, à fonctions diverses, dont l'association réalise l'organisation histo-physiologique. Ces organites ou *granulomes* donnent naissance à des produits divers, liquides ou solides, dont les uns sont des éléments d'union, d'autres, des résidus ou réserves (pigments, graisses, etc., etc.), et enfin les derniers des produits chimiques et des ferments solubles, agents de l'activité cellulaire qui concourent au fonctionnement de l'organisme. Suivant l'ordonnation des producteurs et l'abondance des dérivés, on conçoit aisément les dispositions cellulaires sériées, fibrillaires, réticulaires, alvéolaires, spongieuses, etc. Ces granulomes sont de trois espèces principales, solidaires l'une de l'autre, mais dont il est difficile de suivre l'ordre de filiation complet. Les plus fins ou *granulosomes*, partie constituante du stroma protoplasmique, jouent un rôle important dans l'assemblage cellulaire, ils se réunissent pour former la charpente, sont les agents de la nutrition générale de la cellule; en dehors d'elle, ils forment des dérivés histologiques, les diverses fibres. Ceux de la seconde espèce ou *granulozymes*, généralement plus volumineux, plus mobiles, plus indépendants, sont issus de la transformation des premiers, ils répondent en majeure partie aux microzymas de M. Béchamp et aux leucytes de Sappey et des botanistes. Ils peuvent se mobiliser et sortir de l'assemblage général, ce sont les producteurs des agents modificateurs chimiques. Enfin, ceux de la troisième espèce, les *granulogènes*, qui jouent un rôle important dans les phénomènes de cytodiérèse, se rencontrent spécialement dans le noyau cellulaire ; leur ordre de filiation avec les précédents, m'est encore inconnu.

La fonction des *granulosomes* et des *granulogènes* est surtout bien mise en évidence par les phénomènes de karyo-kinèse et ceux d'histogénèse des tissus élastique et musculaire ; celle des *granulozymes* est dévoilée principalement par l'étude des actions glandulaires. Les méthodes histochimiques ou purement physiques, doivent prévaloir dans l'étude des structures intimes, les méthodes de coloration étant foncièrement défectueuses, ne doivent servir que d'adjuvants.

Il résulte de ces notions que, pour l'individu organisé, la partie vraiment utile dans la cellule est représentée par les granulozymes qui donnent les fonctions chimiques générales et que si une de ces fonctions chimiques vient à être supprimée ou à subir une évolution morbide, on peut y remédier par l'apport d'une fonction semblable empruntée à un organisme similaire sain. Donc l'*organothérapie* est la seule méthode rationnelle et physiologique que l'on doive suivre dans le traitement des troubles morbides. Je dis *organothérapie* et non *opothérapie*, qui est la méthode généralement employée. Les extraits glandulaires, obtenus d'après les indications de M. d'Arsonval ou similaires, ne contiennent qu'une partie des principes actifs ; si les zymases peuvent impunément passer à travers le filtre, ce qui n'est pas prouvé, il est acquis que les matières albuminoïdes y subissent des transformations notables ; or, nous ne savons encore si dans une glande donnée, il n'y a pas d'autres principes actifs plus énergiques que ceux isolés jusqu'alors ; d'après les quelques notions acquises sur les fonctions internes des glandes, il est même probable qu'il en est ainsi ; de plus, les ferments solubles sont peu connus au point de vue chimique, il est à croire que leur action s'exerce plutôt lorsqu'ils sont en combinaison avec un albuminoïde dont il faut se garder de les séparer. Donc les sucs obtenus ainsi sont des produits incomplets, car le filtre retient la molécule active.

Les glandes fraîches, dans les liquides organiques physiologiques, conservent leurs fonctions chimiques pendant un certain temps et fonctionnent activement; dans l'estomac, si leur activité s'arrête après une période variable, l'action chimique n'est pas terminée, car les granulozymes mis en liberté vivent encore plus longtemps et se débarrassent de la totalité de leurs principes actifs. Donc, l'ingestion directe des tissus est le seul moyen pour obtenir une action sérieuse. C'est pourquoi l'on a vu l'absorption directe du sang frais chez des individus débilités, ramener rapidement les forces ; c'est pourquoi la viande crue est à la fois un aliment et un tonique, tandis que la viande cuite n'est qu'un simple aliment ; c'est pourquoi la sérothérapie pure peut donner des améliorations, car c'est dans le sang que se déversent en partie les ferments et les granulozymes des tissus.

Lorsqu'on emploie les glandes desséchées, on n'emploie qu'un produit frustre ; la dessiccation, quel que soit le procédé employé, amène des modifications considérables dans la structure des albuminoïdes ; si la chaleur intervient, les ferments sont annihilés.

L'organothérapie a des inconvénients secondaires au point de vue scientifique, mais notoires au point de vue pratique ; ce sont d'abord la répugnance des malades à l'ingestion des organes crus et saignants, ensuite le manque de facilité de se procurer les tissus frais quotidiennement. J'ai donc cherché à réaliser la séparation des *granulozymes* et de leurs *produits,* sous forme de mixtures faciles à prendre, préparées à froid, sans stérilisation et se conservant facilement pendant un laps de temps considérable. Je leur donne des noms typiques, rappelant leur origine et leur but ; ainsi, pour le poumon, je les dénomme *mixtures pulmothérapiques.* Dans ces préparations, dont le mode varie avec l'organe et le but à atteindre, les *granulozymes* sont à l'état de vie latente ; aussitôt après l'ingestion, dilués dans les liquides organiques et sous l'action de la chaleur animale, ils reprennent tout, ou au moins partie de leur vitalité ; ce qui le prouve, ce sont les effets obtenus, beaucoup plus puissants qu'avec nulle autre préparation. J'ai essayé, avec grand succès, le traitement de diverses affections, je les publierai successivement, aujourd'hui je ne veux m'occuper que des affections de l'appareil broncho-pulmonaire, qui, depuis longtemps, sont l'objet de mes préoccupations.

Auparavant, je dois faire une digression sur les fonctions du poumon et sur la manière dont j'envisage ses maladies au point de vue théorique et pratique.

Le poumon est une glande ; cette considération, admise depuis longtemps au point de vue embryologique, est restée lettre

morte au point de vue physiologique, et l'épithélium pulmonaire, dernièrement encore, n'était considéré que comme jouant
un rôle purement physique, simple membrane de revêtement
permettant les échanges gazeux. On en est arrivé ensuite à le
regarder comme ayant un rôle prépondérant dans les échanges
respiratoires qui ne seraient plus alors des phénomènes d'os-
mose et d'exosmose, mais des actes vitaux. Cette fonction, très
importante, il est vrai, est loin d'être la seule, le poumon agit
comme une glande à secrétion interne. Les cellules épithéliales
possèdent une portion renflée très granuleuse entourant le noyau;
cette richesse en *granulozymes* indique forcément la produc-
tion de dérivés ou de ferments actifs, le poumon excrète de
nombreux produits toxiques et volatils, mais il secrète aussi des
substances encore inconnues qui ont une très grande action sur
l'organisme. La meilleure preuve en est dans les troubles pro-
fonds qui surviennent chez les individus atteints d'affections
broncho-pulmonaires aiguës ou chroniques, chez les pulmoni-
ques, comme disaient les anciens. Dans certaines bronchites
aigües, avant la période d'exsudation, au moment où la muqueuse se trouve simplement congestionnée, turgescente, il
existe une dyspnée qui n'est pas mécanique puisque les voies
aériennes ne sont que légèrement rétrécies, qui n'est pas d'origine microbienne puisqu'elle cesse un peu plus tard quand les
microorganismes deviennent plus nombreux dans les crachats
muco-purulents, mais qui est toxique d'origine pulmonaire, par
manque de fonctionnement de l'épithélium, c'est une *pneuémie;*
la fièvre qui l'accompagne est en grande partie du même ordre,
car, comme nous le verrons plus loin, ils cèdent rapidement
sous l'influence des ferments pulmonaires. Il en est de même,
en partie du moins, dans les fluxions du parenchyme et dans la
pneumonie. Dans les affections chroniques, on a surtout une
preuve de l'absence de certains produits de la glande par le
retentissement profond des troubles sur d'autres organes ; si on
améliore les poumons, les autres fonctions se rétablissent. Dans
la phtisie chronique, les troubles de nutrition si accentués
s'amendent dès que les lésions sont efficacement combattues;
on énonce généralement la proposition contraire, car l'on sait
que sous l'influence d'une forte alimentation, il y a améliora-

tion de l'état général et de l'état local; mais, en examinant attentivement les faits, dans la plupart des cas on est forcé de convenir que les lésions s'atténuent avant que la nutrition ne reprenne son cours ; nous en aurons une preuve plus évidente en parlant de notre traitement. La pigmentation de la peau, l'ostéo-arthropathie hypertrophiante, l'atrophie musculaire, etc., chez les chroniques du poumon disparaissent ou s'amendent en partie si on leur restitue les produits des granulozymes, et cela d'une façon très évidente; j'ai même vu un purpura cachectique des membres inférieurs disparaître vivement. En un mot ·le poumon est une glande dont les secrétions possèdent une action énorme sur toute l'économie, quoique d'essence inconnue, car tout trouble morbide modifiant la fonction normale occasionne un retentissement marqué sur l'état général de l'individu.

Une grande notion domine l'étude des maladies de cet organe, c'est l'hérédité. Si nous mettons de côté les influences professionnelles, les positions climatériques et les conditions anti-hygiéniques, ou plutôt si dans les divers cas nous faisons la part de ces causes, nous apercevrons nettement la dominante, l'hérédité. Les phénomènes de cytodiérèse ont jeté une lueur importante dans l'étude de l'hérédité, la phase de division des anses chromatiques qui est en somme une reproduction par division directe des granulogènes, montre que la cellule fille possède les mêmes éléments et les mêmes fonctions chimiques que la cellule mère. Les granulosomes et les granulozymes plus ou moins modifiés qui forment les radiations achromatiques se multiplient de même; s'ils ont subi une déviation de leur rôle dans la cellule mère, ils se reproduisent avec ce même trouble dans la cellule fille. Nous savons combien est intense sur l'appareil génital le retentissement des affections pulmonaires, une modification du chimisme des granulozymes trachéo-alvéolaires amènera fatalement celle du chimisme des granulozymes ovulaires ou des tubes séminifères ; étant donnée la précocité de la différenciation de l'ovule, il est facile de concevoir comment peut l'emporter l'influence de l'atavisme sur la filiation directe, surtout du côté maternel; l'hérédité directe est plus constante du côté paternel. L'hérédité est l'héritage d'une fonction chimique : si le trouble morbide porte sur le tissu conjonctif, on trouve chez les descendants les diverses modalités de la diathèse arthritique, obésité si c'est le tissu conjonctif de soutènement, goutte ou rhumatisme suivant que c'est le tissu fibreux ou le tissu séreux ; chez les névropathes, les granulozymes nerveux sont déviés de leur chimisme, les enfants en prennent la succession. Il en est de même pour le fonctionnement des granulozymes pulmonaires.

C'est chez l'enfant ou l'adolescent, dont l'activité pulmonaire est le plus considérable et chez lesquels les troubles morbides de cette fonction font le plus ressentir leur action sur les autres fonctions, que l'on peut juger surtout de la valeur de l'hérédité. Ces enfants lymphatiques qui toussent avec une facilité remarquable sous l'influence d'une affection quelconque, banale, sont des héréditaires pulmonaires en majeure partie ; dans les infections générales, ils montreront toujours une plus forte intensité des phénomènes du côté de l'appareil broncho-pulmonaire. A partir d'un certain âge, la classe se bifurquera, les uns iront vers l'arthritisme à manifestations pulmonaires, emphysème et bronchite chronique, asthme, les autres vers les rhumes, bronchites à répétition, phtisie, de même qu'ils sont issus soit d'arthritiques pulmonaires, soit de tuberculeux ou proviennent d'un croisement.

La glande-poumon étant formée d'une invagination unique, l'arbre broncho-pulmonaire possède une unité physiologique complète ; l'épithelium présente la même fonction chimique de la trachée à l'alvéole, la fonction mécanique seule diffère, c'est pourquoi l'inflammation procède facilement d'un territoire à l'autre et c'est pourquoi l'on peut proclamer l'unité morbide des voies aériennes. Toute affection pulmonaire est le résultat d'un trouble de la fonction chimique de l'épithélium ou des couches sous-jacentes retentissant réciproquement l'un sur l'autre ; dans la presque totalité des cas, c'est l'épithélium qui est en cause, et toujours c'est lui qui a le rôle majeur, car il est le seul possédant des fonctions chimiques actives. Les causes de l'évolution morbido-chimique peuvent se réunir sous trois chefs principaux (causes physiques, chimiques et troubles de nutrition) présentant des subdivisions :

<table>
<tr><td>Causes physiques</td><td>Thermiques (froid et chaleur)
Hygrométriques (humidité, sécheresse).
Mécanique intra-pulmonaire (poussières, déchets professionnels, etc.)
Mécaniques extra-pulmonaires (compressions thoraciques ou bronchiques, etc.)</td></tr>
<tr><td>Causes chimiques</td><td>Médicaments et poisons.
Gaz et vapeurs irritantes.
Intoxications alimentaires.
Intoxications par défaut ou excès d'autres fonctions.
Intoxications par maladies d'autres organes.</td></tr>
<tr><td>Troubles de nutrition par</td><td>Nutrition générale.
Troubles circulatoires.
Troubles d'innervation.</td></tr>
</table>

Ces causes agissent rarement seules, d'une façon pure, elles se combinent plus ou moins. Les micro-organismes ne jouent qu'un rôle tout à fait accessoire ; ce sont des éléments de même ordre que les granulozymes avec des fonctions chimiques analogues mais différentes dans leurs principes. D'abord étrangers dans l'arbre aérien, ils n'agissent que mécaniquement, et comme ils ne pénètrent pas en masse comme les poussières professionnelles, leur action est nulle, d'autant que le mucus normal leur est fatal. Si, pour une autre cause il y a déviation de l'évolution chimique, ils peuvent croître et se multiplier dans le milieu anormal, mais dans la grande majorité des cas, ils ne sont que des pseudo-parasites, ce sont des colons, des *pulmocoles* ; il en est ainsi dans les bronchites simples, aiguës ou chroniques, il en est de même dans les poussées congestives et dans la pneumonie franche à évolution normale par résolution nette. Dans les pneumonies se terminant par suppuration et la phtisie chronique, il n'en est plus tout à fait ainsi, car ce sont des complications d'affections simples ou multiples. Nous reviendrons plus loin sur le rôle du microbe dans ces cas.

Quelle que soit la cause qui amène la réaction pulmonaire, le processus de défense est identique. Si c'est un agent physique ou mécanique, la muqueuse se défend par hypersecrétion, les granulozymes irrités dévient leurs fonctions, excrètent du mucus qui servira en même temps d'agent protecteur et évacuateur ; cette excrétion sera d'autant plus abondante que l'irritation sera plus considérable ; au-delà d'une certaine limite, la cellule épithéliale sera perdue pour le poumon ; devenue muqueuse, vacuolaire, elle sera destinée à l'élimination. Ce travail actif est favorisé par la congestion vasculaire, processus primitif de la réaction amené par action vaso-dilatatrice produite par la simple irritation des extrémités nerveuses de la muqueuse ; il n'est point besoin pour l'expliquer d'invoqu r les poisons chimiques vaso-dilatateurs, la simple irritation suffit, le phénomène est d'ordre reflexe comme celui qui se passe pour l'expulsion d'un corps étranger de la trachée ; je ne nie pas que plus tard les secrétions morbides des granulozymes ne viennent compliquer l'action, mais le processus primitif est un acte pur. Plus tard, les cellules du tissu sous-épithélial, les leucocytes diapédésés mettent en activité leurs granulozymes pour secourir l'épithélium, ils commencent par se diviser pour multiplier et essayent leur rôle de vecteurs directs et actifs ; eux aussi peuvent succomber à la tâche et ils vont alors tomber mortifiés dans les produits excréteurs pour donner le muco-pus. L'apparition des muco-pus indique que l'épithélium est bien lésé et a besoin d'un secours ; la preuve en est que si l'on supplée à ses fonctions, le muco-pus disparaît rapidement et l'excrétion redevient muqueuse puis disparaît à son tour ; les cellules migratrices n'ont plus besoin de venir au secours de l'épithélium. Ordinairement, nous voyons la bronchite guérir petit à petit, les crachats muco-purulents deviennent de plus en plus épais et rares, pour cesser ensuite ; mais, le processus ne revient pas par les stades primitifs, au contraire, si l'on administre la *mixture pulmothérapique*, la guérison est rapide, car l'on supplée à l'épithélium, l'excrétion redevient muqueuse presque instantanément.

Dans les intoxications, le processus est un peu différent. Si l'origine est interne il y a vaso-dilatation d'essence chimique qui amène la congestion et la turgescence de la muqueuse. Le produit toxique amené par le sang au contact des éléments anatomiques provoque le changement du milieu dans lequel vivent les granulozymes, ceux-ci luttent au début, mais bientôt ils changent leur fonction et, suivant l'espèce d'intoxication, produisent soit du mucus, soit des principes albumineux, soit des matières fibrineuses, etc., il en résulte que c'est l'évolution morbide des granulozymes qui donne l'allure clinique de la réaction et provoque soit la bronchite, soit la congestion, soit la pneumonie ou broncho-pneumonie. Le phénomène est de même ordre que celui qui se passe dans les reins pour les néphrites épithéliales toxiques où le granulozyme rénal excrète des principes albuminoïdes qu'il ne produit point à l'état normal.

Dans les troubles de nutrition, il est aisé de comprendre que la vitalité des granulozymes étant diminuée, l'évolution vers un changement chimique de fonction est facile, sous l'influence d'une cause minime interne ou externe. Le cas se ramène aux précédents.

Voyons maintenant comment il faut comprendre l'évolution de la phtisie pulmonaire et le rôle du bacille de Koch. Il est évident qu'ici, je n'envisage que la tuberculose pulmonaire primitive chronique, laissant de côté la granulie qui, comme la septicémie, est une décomposition morbide générale de l'individu. D'abord, il faut bien se pénétrer de ceci, c'est que la tuberculose pulmonaire est et se comporte comme une affection locale. La plupart des tuberculeux chroniques meurent, soit par insuffisance de tissu pulmonaire amenant alors l'asphyxie, soit par suite d'inanition venant du retentissement de la lésion sur les fonctions digestives ; l'empoisonnement interne, par suite de la cessation du fonctionnement de la glande joue aussi un rôle notable ; les fluxions et poussées congestives qui surviennent et entraînent la mort, ne sont que des épiphénomènes.

Les conditions étiologiques, si bien étudiées et décrites avant l'ère bactériologique, sont de première importance ; le bacille de Koch n'est qu'accessoire ainsi que les micro-organismes des pseudo-tuberculoses, qui sont, en somme, de véritables tuberculoses de par leur allure. Etant donnée l'immense répartition du microbe dans les milieux habités, la fréquence de sa présence dans les diverses cavités et même dans les tissus de l'organisme qui ne sont nullement atteints de tuberculose, il faut bien admettre que c'est l'*individu qui fait tout*, et que les conditions étiologiques nécessaires, indispensables, priment la notion bacillaire. On peut envisager l'homme comme un terrain de culture préparé par l'hérédité ou les circonstances extérieures. Des parents tuberculeux lèguent à leurs enfants, non seulement une faiblesse pulmonaire, mais surtout une fonction chimique altérée, des granulozymes déviés de leur rôle physiologique, que cette déchéance soit aggravée par les mauvaises conditions hygiéniques ou des troubles variés, immédiatement l'évolution morbide se complète et cela spontanément. Le bacille joue le rôle d'un cristal dans une solution sursaturée en déterminant le sens de l'évolution. La comparaison est complète, car pour qu'un cristal donné puisse déterminer la [cristallisation d'une masse sursaturée, il ne suffit pas d'avoir une solution quelconque, il faut qu'elle soit formée d'un sel ayant des analogies chimiques avec le cristal provocateur ; il en est de même pour la tuberculose : il ne suffit pas que l'individu soit affaibli ou que l'organe particulièrement tangible soit altéré, il faut qu'il le soit dans un sens déterminé, et l'hérédité est le facteur le plus important de cette détermination. Chez les non héréditaires, à la longue, les conditions étiologiques peuvent créer cette orientation qui est toute faite chez les autres ; de même les procédés hygiéniques peuvent l'atténuer ou la faire disparaître.

Chez les individus indemnes de toute tare, ou chez ceux qui sont héréditaires pulmonaires sans spécificité, le bacille tuberculeux est toujours présent, ou dans les voies aériennes ou dans les ganglions bronchiques, et cependant ils ont de nombreuses manifestations broncho-pulmonaires ne se rattachant aucunement à la tuberculose ; le poumon souffre, les voies sont ouvertes au bacille, tout semble favoriser la dégénérescence tuberculeuse et cependant elle ne se produit pas, les malades toussent, expectorent, et dans les crachats muco-purulents ou purulents pas de traces de tuberculose ; puis tout à coup, soit sous des influences peu nettes, soit au contraire dans des conditions bien déterminées, après de nombreuses années de résistance, arrive la décadence organique, le malade devient phtisique, expulse ses bacilles et meurt de consomption. Les bronchitiques chroniques, dont le cœur résiste, dans leur vieillesse finissent très fréquemment par la tuberculose, surtout si le diabète et l'albuminurie se mettent de la partie.

En somme, c'est la fonction des granulozymes qui détermine la déviation, le bacille n'est que le provocateur qui agit lui aussi comme agent chimique. Il s'en faut de beaucoup que le provocateur de la tuberculose soit bien connu ; le bacille de Koch qui semble être le contage le mieux établi, possède cependant une variation morphologique et une chimie encore peu étudiées. Dans les diverses granulations tuberculeuses, ne voyons-nous pas souvent des grains sphériques ou ovoïdes présenter les mêmes réactions micro-chimiques que le bacille ; dans les crachats abandonnés à la putréfaction, les bacilles ne se résolvent-ils pas en corps ovoïdes conservant leurs propriétés vis-à-vis des colorants, et provoquant la tuberculose aussi facilement ; dans la tuberculose zoogléique de Malassez et Vignal, ne voyons-nous pas à la quatrième génération, les granulations zoogléiques se transformer en tubercules typiques avec bacilles. Le fait peut s'expliquer tout autrement que ne l'ont fait les auteurs sous l'influence d'idées préconçues ; dans certaines tuberculoses cutanées ou locales, le bacille n'a jamais été directement découvert, ce n'est que l'inoculation qui a donné la preuve de l'affection ; de nombreux auteurs n'ont-ils pas provoqué la tuberculose expérimentale par l'inoculation du sang de la veine ombilicale de fœtus issus de mères tuberculeuses, ou par des fragments de tissus fœtaux, alors que les autres méthodes de recherches du contage tuberculeux dans ces milieux avaient donné des résultats négatifs, il en est de même dans les divers épanchements pathologiques qui ne peuvent être ramenés à une origine tuberculeuse que par expérimentation.

Il est probable que le bacille de Koch n'est qu'une forme évolutive du contage tuberculeux, et non ultime, puisque dans des cultures à température assez élevée, ou dans certaines productions organiques il tend à une forme mycélienne. Nous ne connaissons probablement pas encore la forme primitive du ferment tuberculeux ; pour ma part, je suis porté à croire que les granulations que l'on rencontre au centre des cellules géantes et qui se colorent comme des zooglées, mais d'une façon peu tenace, sont les prototypes des bacilles ou tout au moins sont des granulozymes déviés de leurs fonctions et devenus contages morbides, c'est pourquoi, en dehors de la contagion, j'admets la spontanéité de l'évolution tuberculeuse.

Revenons maintenant à la détermination tuberculeuse à la suite du contage. Les granulozymes détournés de leur rôle physiologique, sont prêts à évoluer dans un sens, le bacille de Koch se présente et détermine la spécificité. Il ne faut pas oublier que ce bacille est un ferment puissant, que sa fonction chimique résiste à de violents assauts, et que même mort il produit des dégâts analogues à ceux qu'il fait à l'état vivant. Par son action particulière, il va dévier le chimisme des granulozymes des cellules épithéliales qui se créeront un milieu analogue au sien, désagrégeront la structure cellulaire et reproduiront le contage tuberculeux, qui se multipliera d'ailleurs à côté sous la forme bacillaire. Par contact, les cellules s'influenceront et la matière tuberculeuse s'étendra bien au-delà des limites des atteintes des bacilles. Le premier effet de l'attaque est la pénétration, puis la désagrégation des cellules, immédiatement arrive l'acte réflexe de défense et l'apparition des cellules lymphoïdes ; elles n'arrivent que lorsque l'épithélium est en danger pour jouer le rôle de vecteurs d'élimination, puis le follicule tuberculeux se forme. Le chimisme des granulozymes des migrateurs combat les perturbations de celui des éléments atteints, et peut même arriver à le neutraliser ; alors, les granulosomes, dont la fonction est surtout de construire, prolifèrent avec rapidité et entourent la lésion d'une couche de tissu fibreux assez insensible aux modifications chimiques de cet ordre et la transforment en un nodule limité qui arrête l'invasion. Si les granulozymes des cellules diapédésées sont impuissants à ramener la fonction, malgré le travail énergique qui se fait et qui est indiqué par l'hypernutrition cellulaire et la transformation en cellule géante, même en dehors de la présence du bacille à l'intérieur de la cellule, il y a dissociation de la fonction cellulaire et nécrose plus ou moins complète. A son tour, par action chimique de présence ou de contact, la cellule perdue devient un agent propagateur de la déviation fonctionnelle. Les cellules lymphoïdes et les cellules embryonnaires deviennent donc dangereuses, et si quelques-unes retournent dans la circulation générale ou lymphatique, elles transportent avec elles l'empoisonnement à distance, qu'elles possèdent ou non des bacilles à leur intérieur. La propagation la plus fréquente se fait par contact et est d'autant plus rapide que les éléments sont plus perturbés originellement dans leurs fonctions : ainsi chez les héréditaires, où les granulozymes sont prédisposés à l'évolution morbide ; de même que les cellules défensives de l'organisme ; la lutte n'est pas longue, et les lésions destructives s'étendent avec rapidité. Au contraire, chez certains individus où l'hérédité ne se cantonne que sur le poumon, les granulozymes de la circulation générale peuvent combattre avec avantage pendant un certain temps l'envahissement qui se fait plus lentement et n'a pas de tendance à s'étendre à d'autres organes ; chez d'autres, où l'hérédité ne se fait pas sentir, où la déviation chimique n'a lieu qu'après le concours de certaines circonstances, l'envahissement est très lent et la guérison arrive même spontanément, les granulozymes du tissu pulmonaire et des cellules ambulantes neutralisent la fonction chimique anormale et leurs granulations proliférant abondamment forment le tissu cicatriciel. L'anatomie pathologique nous montre que c'est toujours par une bande de tissu fibreux que se guérissent et se limitent les cavernes pulmonaires.

De ces données, il découle une méthode extrêmement simple et rationnelle du traitement des affections pulmonaires. La grande indication est de rétablir la fonction chimique de l'épithélium. Vouloir combattre le bacille est une utopie, puisque même lorsqu'on arriverait à le tuer, ses principes chimiques amèneraient par contact la nécrose des parties environnantes ; aussi tous les essais en cette voie ont-ils misérablement échoué. Pour arrêter l'évolution tuberculeuse ou autre, il n'y a qu'un moyen, saturer l'organisme des principes qui lui font défaut, lui fournir des granulozymes gorgés de produits qui neutraliseront ceux des perturbateurs, imbiberont les granulozymes déviés pour les remettre dans leur milieu normal et leur permettre de reprendre leurs fonctions. Si l'on supprime en même temps les mauvaises conditions qui ont amené la déviation économique, par des moyens hygiéniques bien compris et quelques remèdes que l'expérience a fait connaître, on aura fréquemment un succès complet.

Il est évident que tous les tuberculeux ne seront pas guéris; d'abord chez les cachectiques, la partie est perdue d'avance; le plus que l'on pourra obtenir sera une prolongation plus ou moins accentuée; d'un autre côté, pour qu'un phtisique soit guérissable, il faut qu'il lui reste suffisamment de tissu pulmonaire sain, pour que l'hématose soit satisfaisante et les produits pulmonaires formés en quantité notable; il faut en outre que l'état des autres organes soit satisfaisant, qu'il n'y ait ni lésions cardiaque, hépathique, rénale, etc.; il faut que l'on ait affaire à un tuberculeux pulmonaire pur. Cependant, chez ceux-là même on pourra obtenir de notables améliorations quand les autres méthodes n'y réussiront pas. Les héréditaires guérissent moins facilement que les autres. Dans tous les cas, la guérison est d'autant plus facile et prompte que les lésions sont moins avancées; mais il y a des particularités encore inconnues qui amènent d'énormes différences dans la rapidité de la guérison de deux individus ayant des lésions de même valeur.

Il est évident que quand je dis guérison, c'est au point de vue clinique que je me place. Ainsi, pour les tuberculeux au 3e degré, guéris, j'avais affaire à des individus soignés depuis des mois ou des années par les meilleures méthodes actuellement employées, et cependant les lésions progressaient et la déchéance s'accentuait rapidement. La toux et l'expectoration ont disparu, les forces sont revenues ainsi que l'appétit, le poids a augmenté, les malades ont repris leurs occupations et les symptômes à l'auscultation ont disparu ou changé du tout au tout. Ce ne sont pas des améliorations passagères et rapides comme on en voit au début de tout nouveau traitement, mais ce sont des progrès continus qui se font pendant des semaines et des mois et persistent ensuite. Je ne dis pas que ces individus n'auront plus de poussée tuberculeuse: ils en ont eu dans certaines conditions avec des organes relativement sains, à plus forte raison, pourront-ils en avoir avec des organes endommagés s'ils se trouvent dans les mêmes milieux; mais en tous cas, au lieu de déchéance progressive, ils auront été pendant très longtemps en bon état, se considérant guéris. Ceux qui resteront dans des conditons hygiéniques excellentes vivront longtemps guéris, quant à ceux qui récidiveront, il est probable que le traitement permettra encore d'arrêter l'évolution pour un certain temps.

Voici les résultats obtenus dans le traitement de la tuberculose pulmonaire :

1° J'ai traité cinq tuberculeux au premier degré, quatre sont complètement guéris, un est encore en traitement et en voie de guérison. Certains possédaient un facies tel qu'à la simple inspection on les aurait pris pour des poitrinaires caverneux, les autres ont eu des hémoptysies. Ces malades présentaient des indurations pulmonaires plus ou moins étendues, des respirations irrégulières, saccadées, souvent douloureuses, rudes, quelquefois soufflantes, toux fréquente, expectoration plus ou moins prononcée d'origine bronchique ; deux malades avaient une hérédité très chargée. Au bout de quinze jours à un mois (deux mois chez une femme très cachectique soignée depuis longtemps sans succès), les forces sont revenues, le teint a changé d'aspect, les sueurs ont disparu, la toux a cessé et l'appétit est bon. A la percussion et à l'auscultation on retrouve une souplesse qui n'existait plus depuis longtemps.

2° Six tuberculeux au second degré ont suivi le régime, cinq au début de cette période sont guéris, un très avancé est considérablement amélioré, presque guéri, mais la question guérison est encore en suspens.

Les uns possédaient des complications, telles que lupus du doigt, ulcération tuberculeuse de la langue, tuberculose génitale ; une femme de vingt-six ans avait un aspect cachectique très prononcé ; chez presque tous, des traitements avaient été institués sans grand succès depuis longtemps ; chez deux, anciennement, je mettais plus de deux mois à arrêter les poussées du sommet, et jamais dans l'intervalle il n'y avait arrêt complet de symptômes. Avec le noüveau traitement, j'ai obtenu en quinze jours un arrêt absolu. Tous les symptômes disparaissent, expectorations, râles, sueurs, inappétence ; il y a reprise de l'embonpoint et des forces.

Le malade, dont la guérison est douteuse, quoique amélioré à un point tel qu'il se croit guéri et veut reprendre son travail de mécanicien, est complexe ; il possède une adhérence très accentuée de la totalité du poumon droit qui restreint considérablement l'expansion pulmonaire, et ce sommet est induré ; du côté gauche, il y avait des râles dans toute la hauteur, actuellement il n'y en a presque plus, mais on entend de nombreux frottements pleuraux en certains points bien limités.

3° Quatorze tuberculeux au 3ᵉ degré traités ; quatre guéris depuis des périodes variant de trois mois à un mois. Un homme de 33 ans, condamné au mois de septembre dernier à l'hôpital Saint-Antoine est rentré pour mourir chez lui ; poumons indurés en totalité, cavernules aux deux sommets ; complètement guéri et en bon état depuis trois mois.

Un homme de 46 ans, caverne au sommet gauche, hémoptysies extrêmement abondantes, inquiétantes. A repris son service d'employé d'octroi depuis le 1ᵉʳ mars. Guéri complètement.

Un homme de 32 ans ; deux poumons indurés, cavernes à gauche, était mourant ; a repris embonpoint, forces. Guéri depuis deux mois. Atteint de laryngite intense, celle-ci n'est qu'améliorée fortement.

Femme de 28 ans ; phtisie prenant une allure rapide à la suite d'une couche ; hémoptysie, caverne au sommet droit ; était très malade, guérie depuis un mois.

Quatre autres sont améliorés, en voie de guérison, les cavernes sont presque desséchées et l'état général revient graduellement ; une femme de 38 ans, poumon gauche entièrement effondré, entreprise dans un état lamentable ; jeune homme de 21 ans, une caverne au sommet droit est desséchée depuis deux mois, les cavernes du sommet gauche passent par des alternatives de sécheresse et d'humidité ; un jeune homme de 28 ans, à hérédité chargée, où la phtisie avait, après plusieurs années, pris une marche rapide ; caverne à gauche mi-desséchée, les autres parties des poumons qui étaient très congestionnées sont indemnes, le sommet droit qui était induré, a repris sa souplesse. Une femme de 34 ans, dont les deux tiers du poumon gauche sont effondrés, les cavernes sont presque desséchées, il y a des alternatives.

Un autre malade, très amélioré, mais qui ne guérira pas. Il a le poumon gauche entièrement caverneux, et le lobe moyen à droite induré ; il revient de Pau complètement mourant, œdème des jambes, des paupières, purpura-cachectique, oppression continuelle, expectoration purulente pure et extrêmement abondante, vomissements, appétit nul, fièvre modérée. Après trois semaines de traitement, actuellement son état est le suivant : l'œdème ne se montre plus que le soir aux malléoles, le purpura a disparu, le teint est moins cachectique, l'oppression n'a lieu qu'au moment d'efforts, l'expectoration facile est mousseuse pâle, peu abondante, plus de vomissements, appétit bon. J'espère le prolonger longtemps.

Enfin, j'ai eu cinq morts, mais tous étaient non-seulement très avancés, mais très compliqués : un homme, 38 ans, avec laryngite accentuée, qui ne voulait se traiter qu'à demi et à sa guise ; une jeune fille de 22 ans, cachectique qui fit une granulie ; un jeune homme de 20 ans, syphilitique récent et alcoolique invétéré ; un vieillard de 68 ans, diabétique ; un homme de 35 ans dont le foie et la rate était énormes, et qui présentait de la péritonite tuberculeuse ; il est d'ailleurs mort d'une poussée péritonéale. Chez ces derniers malades, beaucoup ont été améliorés au début et certainement prolongés.

Tous ces tuberculeux au troisième degré, ont été pris dans un état lamentable, condamnés à bref délai, tous les autres traitements avaient échoué. Chez tous ceux qui sont des tuberculeux pulmonaires purs, il y a eu ou guérison ou amélioration poussant vers la guérison. Sauf un cachectique, les résultats sont superbes et dépassent toutes les espérances.

Voici quels sont les stades de la guérison :

Dès les premiers jours, la toux diminue, devient plus facile, les crachats se détachent plus aisément et diminuent de quantité. Ils deviennent de plus en plus aérés et spumeux, le nombre des bacilles y diminue ; au bout de quelque temps, les bacilles sont minces, petits, peu abondants ; on ne trouve plus de fibres élastiques, les globules blancs morts sont moins altérés et ressemblent plutôt aux globules du pus louable des anciens. Généralement la fièvre et les sueurs s'amendent assez promptement, celles-ci sont plus tenaces. Puis les crachats deviennent de

moins en moins abondants et, à la guérison, les malades toussent un peu le matin et le soir, en donnant deux ou trois crachats épais où l'on rencontre quelquefois mais rarement des
bacilles. Quand les cavernes commencent à se tarir, les malades
sont quelquefois pris d'une toux sèche, quinteuse, pénible, ne
donnant plus de crachats, qui les fatigue et les effraie beaucoup
et que l'on calme avec des révulsifs. L'oppression cesse ou
s'amende vite, le teint s'éclaircit dans les huit à quinze jours de
traitement ; l'appétit et les forces chez les individus qui allaient
vers la cachexie reviennent plus tard, et assez promptement
chez les autres. Les râles diminuent de plus en plus, deviennent rares et finalement disparaissent en laissant à leur place un
souffle caverneux si l'on est à la troisième période, bronchique
si l'on est à la seconde. Dans tous les cas, la destruction pulmonaire est rigoureusement limitée et ne s'étend plus.

Il est évident qu'à la suite des stades avancés, on ne peut
tarir le crachat d'une façon absolue, car la caverne ou les cavernules taries forment comme une muqueuse suintant toujours,
et le malade, pour les vider, expulse matin et soir, aux change-
ments de position, quelques crachats concentrés, mais on n'entend plus de râles ou gargouillements.

Les résultats sont d'autant plus brillants, qu'ils sont en
grande partie obtenus chez des malades du Bureau de bien-
faisance, qui sont dans de mauvaises conditions hygiéniques
et ne peuvent s'alimenter d'une façon convenable. Je suis per-
suadé que ce traitement appliqué dans les sanatoria où sont
réunis tous les avantages de la position, de la surveillance médicale et hygiénique, donnerait un pourcentage en dehors de
toutes les espérances.

Ce que l'on obtenait anciennement, quelquefois par hasard,
au moyen d'un traitement convenable et après de longs mois ou
années, c'est-à-dire l'arrêt d'évolution chez les tuberculeux à la
fin du deuxiéme degré et au commencement du troisième, le
dessèchement des cavernes et le rétablissement de l'état général,
on peut l'obtenir actuellement en peu de mois.

Il faut dire qu'en même temps que les granulozymes pulmonaires, je fais agir d'une façon sobre, discontinue et variée,
certains agents médicamenteux. On peut très bien cesser ces

traitements pendant un certains laps de temps sans inconvénient, tandis qu'il n'en est plus de même du traitement organique que l'on ne cessera que longtemps après la guérison clinique assurée.

Les résultats obtenus dans les maladies plus simples et non spécifiques du poumon sont encore beaucoup plus complets et brillants.

Les *rhumes* les plus intenses accompagnés de fièvre, courbature et oppression, se trouvent améliorés dès le premier jour, et deux ou trois jours après, la toux est insignifiante et l'expectoration nulle ; le soulagement est presque immédiat, le malade voit la période de coction complètement supprimée et les autres très réduites.

Les rhumes anciens, tenaces, durant plusieurs semaines ou plusieurs mois, sans autres signes qu'une respiration trachéobronchique, sont guéris en l'espace de six à quinze jours et d'une façon complète.

Les bronchites aiguës pures ou suites d'infections, si intenses soient-elles, ne durent guère plus de six à dix jours. J'ai soigné longtemps deux petites filles atteintes de dilatation des bronches à la suite de coqueluche, tellement affaiblies et cachectisées que je craignais la phtisie, malgré l'examen bacillaire répété et négatif des abondants crachats muco-purulents qu'elles expectoraient dans les quintes ; la terpine avait un peu d'action, le gaïacol avait été inactif, seule, la glycérine créosotée avait paru donner de légers résultats ; ce n'est que l'absorption des granulozymes pulmonaires qui amena en une douzaine de jours la cessation de tous les symptômes et la reprise de l'état général.

Un jeune garçon de treize ans, à hérédité spécifique paternelle, ne vit tarir une bronchite, suite de coqueluche, que sous l'influence du régime organique ; la terpine, la créosote et leurs dérivés étaient impuissants. Sa mère fut guérie en huit jours d'une bronchite intense qu'elle traînait depuis trois semaines et qui n'allait qu'en augmentant.

Chez des enfants atteints de *bronchite* à la suite de *rougeole*, tous les phénomènes disparaissent en un temps qui varie de quatre à huit jours. J'ai soigné tout dernièrement au début d'une rougeole très intense, une enfant atteinte de bronchite capillaire : hyperthermie élevée, dyspnée et battement des ailes du nez, délire très intense, râles fins dans la totalité de la poitrine. Sans faire autre chose que le traitement organique et l'application de cataplasmes sinapisés, j'ai obtenu les résultats suivants : début du traitement cinq heures du soir, le lendemain à dix heures du matin la dyspnée a cessé, l'enfant dort agitée mais plus calme que la veille, la température a considérablement baissé, les râles tiennent toujours les deux côtés du thorax mais ils sont moins fins ; le deuxième jour la nuit a été calme, il n'y a plus que de gros râles. En six jours tout était terminé, alors que l'éruption était encore visible nettement. Je ne crois pas qu'on puisse avoir d'exemple plus probant de l'efficacité de la cure dans ces cas qui sont si terrribles.

Les *bronchites chroniques* tenaces avec bronchorrée plus ou moins variable, accompagnée ou non d'emphysème, sont rapidement améliorées et même guéries, s'il n'y a pas de lésion cardiaque, dans un laps de temps qui ne dépasse guère quinze à trente jours.

Les *congestions pleuro-pulmonaires* saisonnières, que l'on a maintenant l'habitude de décorer du nom de grippales, et qui laissent quelquefois, surtout chez les personnes âgées, des traces durables, sont rapidement amendées en une huitaine de jours.

J'ai essayé le remède chez un asthmatique pur, sujet depuis deux ans à des crises périodiques qui le tiennent pendant huit ou quinze jours accroupi à quatre pattes dans son lit, et dont quelques-unes de ces dernières ont été suivies de bronchite, j'ai réussi, en commençant le premier jour de dyspnée, à arrêter presque instantanément deux crises ; une troisième, à la suite d'une dépression barométrique intense, n'a été arrêtée que le troisième jour, et il n'y a pas eu de bronchite à la suite.

Enfin, le cas suivant montre que l'on peut même espérer agir sur les affections pleurales. Une dame de vingt-huit ans, dont le mari est phtisique au début du deuxième degré, se trouve malade à suite d'une couche normale. Elle est prise d'un violent point douloureux prédominant en avant à droite vers les troisième et quatrième espaces intercostaux, entre le sein et le sternum, avec irradiations en arrière. Rien à l'auscultation qu'un défaut d'ampliation du thorax par suite de la douleur. Simple application de sinapismes et je surveille, craignant une pleurésie interlolaire; au bout de cinq à six jours, ne constatant rien et la douleur étant presqu'atténuée, je réforme mon diagnostic pour le remplacer par celui de névralgie intercostale et je ne reviens plus. Quinze jours après je suis rappelé, les douleurs sont revenues, la malade a considérablement maigri et ce qui l'inquiète, ce sont de gros bruits qu'elle entend dans sa poitrine. Au lieu d'une forte femme à mine rose, je rencontre une figure amincie, terreuse, un état général peu satisfaisant, pas de fièvre, toux pénible sans expectoration, appétit nul, forces déprimées. Je n'ai jamais entendu des frottements pleuraux aussi intenses et aussi étendus, on les percevait même sans application immédiate de l'oreille sur le thorax, il suffisait de se tenir à une certaine distance de la paroi. La pleurésie que je craignais s'était développée insidieusement interlobaire, et avait gagné la cavité pleurale générale. Quelle que soit l'étiologie de cette affection, ce qui est certain, c'est qu'en quatre jours, avec un seul vésicatoire et l'action des granulozymes, les frottements disparurent complètement, fait assurément stupéfiant comme rapidité. Quinze jours après, le teint, l'appétit et les forces étaient revenus en partie, mais il fallut six semaines de traitement pour revenir à l'état antérieur, qui se maintient depuis plus de trois mois.

Je n'ai pas eu l'occasion d'essayer la cure des pneumonies, mais devant les résultats obtenus dans les congestions pleuropulmonaires et les autres affections, avec une constance aussi remarquable, je n'hésiterai pas un seul instant à la prochaine occasion, puisque l'effet est, comme nous l'avons vu, de diminuer rapidement la dyspnée, tarir l'expectoration en la rendant plus fluide et plus faible, et faire même tomber la température.

En résumé, la *mixture pulmothérapique* contenant les granulozymes pulmonaires, est le médicament pneumique par excellence, mais il faut que le poumon et la plèvre seuls soient attaqués, il n'a aucune action spécifique, mais une action de direction générale. Ainsi pour guérir la phtisie pulmonaire, il ne faut pas que d'autres organes soient atteints, sinon on n'obtiendra que des améliorations ou rien, suivant l'étendue des lésions.

Comme les cas de localisation au poumon seul sont de beaucoup plus fréquents, on a encore un vaste champ.

En somme c'est le médicament qui, je ne crains pas de le
dire, est le meilleur *prophylactique* de la tuberculose pulmonaire, car avec lui, plus de rhumes ou bronchites interminables
qui fatiguent l'organe et conduisent à la phtisie ; plus de suites
d'affections des voies respiratoires directes ou venant derrière
les coqueluches, rougeoles, etc., qui sont de fréquentes causes de
tuberculose. Avec ce spécifique des voies aériennes, plus de
fatigue des organes, guérison rapide. Quelle que soit la valeur
de la théorie, les faits sont là ; j'espère que leur confirmation ne
tardera pas à se faire, et même peut-être à conduire sur une voie
encore plus féconde.

Voir les discussions dans la *France Médicale* du 17 juin 1897 et les
numéros suivants, donnant les Comptes Rendus de la Société de Médecine
de Paris.

LA MIXTURE PULMOTHÉRAPIQUE

La mixture pulmothérapique, qui est le produit de la desquamation de l'épithélium pulmonaire dans un sérum artificiel, ne doit pas être confondue avec le suc pulmonaire. Elle contient certainement tous les éléments de ce suc, mais elle en possède d'autres nombreux qui lui sont étrangers, d'où sa puissance d'action. Examinée au microscope, elle présente des débris cellulaires, des granulations très réfringentes, d'autres plus nombreuses, difficiles à percevoir dans le liquide conservateur qui possède une réfraction à peu près égale, et enfin un semis granuleux très fin en amas agglomérés. Ces divers éléments déposent en poudre fine ; il faut donc bien agiter avant l'usage. Sous l'influence d'une forte action solaire, la mixture change d'aspect ; la chaleur détruit toutes ses propriétés thérapeutiques, tellement les principes actifs organiques sont fragiles.

La mixture devra donc être prise à une certaine distance des repas, pure ou délayée dans un peu d'eau sucrée froide.

Les doses sont : deux à quatre cuillerées à soupe en 24 heures pour les adultes ; deux à cinq cuillerées à dessert pour les enfants de un à trois ans ; au-dessus, deux à trois cuillerées à soupe.

La mixture devra toujours être tenue au frais.

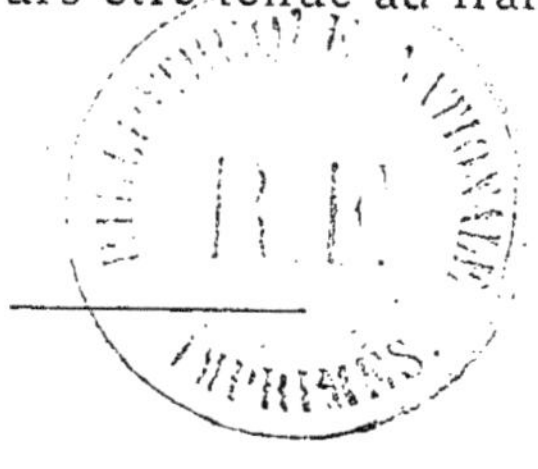

MIXTURE
PULMOTHÉRAPIQUE

Préparée selon la formule

DU

Docteur H. GRASSET

(de Nogent-sur-Marne)

PAR

G. AUDISTÈRE

Pharmacien de 1re Classe

20, rue de Rivoli, 20

PARIS

Deux à quatre cuillerées à soupe par jour, dans l'intervalle des repas, avec un peu d'eau ou de lait froids, pour les Adultes.

Pour les Enfants, deux à cinq cuillères à dessert.

SE TROUVE DANS TOUTES LES PHARMACIES